BEI GRIN MACHT SICH IHR
WISSEN BEZAHLT

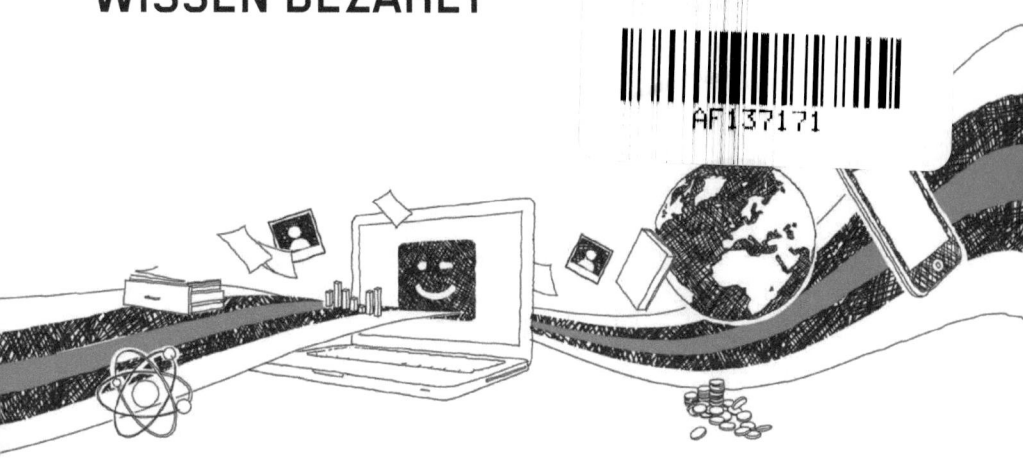

Kompetenzentwicklung der Patientenberatung und Patientenedukation innerhalb der dreijährigen NotfallsanitäterInnen-Ausbildung

Alexander Franke

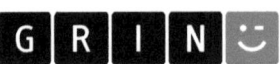

Bibliografische Information der Deutschen Nationalbibliothek:

Die Deutsche Nationalbibliothek verzeichnet diese Publikation in der
Deutschen Nationalbibliografie; detaillierte bibliografische Daten sind
im Internet über http://dnb.d-nb.de abrufbar.

ISBN: 9783346345882
Dieses Buch ist auch als E-Book erhältlich.

Druck und Bindung: Books on Demand GmbH, Norderstedt Germany
Gedruckt auf säurefreiem Papier aus verantwortungsvollen Quellen

Das vorliegende Werk wurde sorgfältig erarbeitet. Dennoch
übernehmen Autoren und Verlag für die Richtigkeit von Angaben,
Hinweisen, Links und Ratschlägen sowie eventuelle Druckfehler keine
Haftung.

Das Buch bei GRIN: https://www.grin.com/document/985569

IB Hochschule Berlin

Fakultät Gesundheitswissenschaften Studiengang Health Care Education / Gesundheitspädagogik Modul 4.1: Gesundheitsberatung

Kompetenzentwicklung im Rahmen der Patientenberatung und Patientenedukation innerhalb der dreijährigen Notfallsanitäter/innen Ausbildung

Alexander Franke

Inhaltsverzeichnis

1. Einleitung

Im Rahmen der täglichen Arbeit der Rettungsdienste wird das nichtärztliche Personal häufig mit notfallunspezifischen Situationen und Fragen sowie einer Non-Adhärenz seitens der Patienten/innen konfrontiert. Die Ergebnisse der Analyse des Leistungsniveaus im deutschen Rettungsdienst für die Jahre 2016 und 2017 zeigen eine Einsatzrate von rund 169 Einsätzen pro 1.000 Einwohner und Jahr in Deutschland. „52,5 % des Einsatzaufkommens wurden vom Leitstellenpersonal als Notfall eingestuft, 47,5 % entfallen auf die Kategorie Krankentransport" (Schmiedel, 2019, S. 3f) und entsprechen notfallunspezifischen Einsätzen. Besonders im Rahmen der unspezifischen Einsatzsituationen sind die Anforderungen an die Notfallsanitäter/innen zunehmend eine edukative Beratung sowie die supportive Unterstützung der Patienten/innen und Mitwirkenden. Ein Beispiel der edukativen und supportiven Arbeit der Notfallsanitäter/innen sind Anleitungsgespräche, wie z.b. die korrekte Handhabung von Notfallrespiratoren oder die erneute Indikationsbeschreibung der persönlichen Notfallmedikamente. Auf Grund der durch die zuständigen Rettungsdienstleitstellen eingeschätzten Lagen, wird in über 47,5 % der Fälle nur ein Rettungstransportwagen (RTW) zu den betreffenden Notfallorten disponiert. Die Besetzung der RTW ist gemäß Rettungsdienstgesetz oder Landesrettungsdienstplanverordnung der einzelnen Länder geregelt und muss mit mindestens einem oder einer Notfallsanitäter/in besetzt werden (Landesrettungsdienstplanverordnung - LRDPV, 2019). Die Notfallsanitäter/innen müssen die anfallenden Beratungssituationen oftmals gänzlich ohne ärztliche Hilfe beherrschen und die richtigen Entscheidungen daraus ableiten. Dies ergibt die Analyse des Leistungsniveaus 2016/2017, in der drei Fünftel aller Notfalleinsätze ohne die Hinzunahme eines Notarztes durchgeführt wurden (Schmiedel, 2019, S. 3f). Ich möchte in dieser Arbeit auf die Inhalte sowie den Umfang der dreijährigen Notfallsanitäter/innen Ausbildung näher eingehen, um festzustellen wie intensiv auf die späteren Beratungssituationen vorbereitet wird. Im ersten Schritt erfolgt eine Erklärung der Begriffe Patientenberatung und Patientenedukation. Unter Punkt 3 wird anhand eines Einsatzbeispiels der Rettungswache Teltow aus dem Jahr 2016 den Lesern der Einstieg in das Thema erleichtert und die Notwendigkeit von Beratungskompetenzen verdeutlicht. Folgend werden unter Punkt 4 die Inhalte der Notfallsanitäter/innen Ausbildung auf die Vermittlung, Prüfung und Förderung von Patientenberatungs-, Patientenedukations- und Kommunikationsfertigkeiten untersucht. Um die Inhalte analysieren zu können, werden unter Punkt 5 das Notfallsanitätergesetz (NotSanG, 2013), die Ausbildungs- und Prüfungsverordnung (NotSan-APrV, 2013) sowie ein sich in Anwendung befindliches Curriculum (Ohder et al., 2018) als Untersuchungsgegenstände genutzt. Abschließend folgt eine kurze Zusammenfassung der gewonnenen Erkenntnisse sowie ein eigenes Fazit.

2. Begriffserklärung: Patientenberatung / Patientenedukation

Ein gemeinsamer Schwerpunkt der Patientenberatung und Patientenedukation ist die Verbesserung der Selbststeuerungsfähigkeiten, beide zählen zu den kommunikativen Interventionsstrategien und stehen sich konzeptionell sehr nah (BZgA, 2018, S. 729). Inhaltliche Schwerpunkte der Patientenedukation finden sich auch in der Notfallsanitäter/innen Ausbildung und sind unter den Begriffen Patienteninformation und Patientenberatung verortet (Ohder et al., 2018, S. 79–86). Des Weiteren sollen Patientenberatung und Patientenedukation die Patienten/innen dabei unterstützen, ein Leben mit Chronizität eigenverantwortlich zu meistern, was auch durch eine international zunehmende Evidenz aufgezeigt wird (BZgA, 2018, S. 729). Die Patientenedukation richtet den Fokus dabei nicht nur auf die Erkrankten sondern auch auf alle Mitwirkenden (Zegelin et al., 2018, S. 370f). Auch wenn sie nah beieinander liegen haben sie dennoch unterschiedliche Schwerpunkte. Im Folgenden 2.1 Patientenberatung und 2.2 Beratung werden diese Begriffe weitestgehend getrennt voneinander beschrieben.

2.1 Patientenberatung / Beratung

Eine Beratung soll helfen, eine Problemsituation einzuordnen, verständlich zu machen und unterstützt die Ratsuchenden dabei mit Deutungs- und Orientierungshilfen (BZgA, 2018, S. 729). Inhalte einer Beratung sind die Weitergabe von Informationen und aufklärendem Wissen sowie die Förderung der patienteneigenen Gesundheitskompetenz (Axel, 2016, S. 167; BZgA, 2018, S. 729). Als Kurzzeitinterventionen werden Beratungen meist mit Individuen oder Gruppen in Form einer Face-to-face-, telefonischen, schriftlichen, internetbasierten Kommunikation und weiteren durchgeführt (BZgA, 2018, S. 729). Die Ratsuchenden sollen unabhängig vom Kommunikationsmedium durch eine Beratung befähigt werden, eine Erkrankung in den Alltag zu integrieren, die eigene Gesundheit zu fördern und weitere Komplikationen zu verhindern oder zu bewältigen (Axel, 2016, S. 167f). Traditionell hat die Patientenberatung einen hohen Stellenwert im Gesundheitswesen und wendet sich mit einem breiten Aufgabenspektrum an unterschiedlichste Zielgruppen (Schaeffer & Schmidt-Kaehler, 2012, S. 11). Der rechtliche Auftrag einer unabhängigen Patientenberatung ist nach SGB V (für die Krankenversicherung), SGB IX

(Rehhabilitation) und SGB XI (soziale Pflegeversicherung) geregelt (BZgA, 2018, S. 729f). Eine Vielzahl weiterer Beratungssektoren hat die gesetzlichen Angebote in den letzten Jahren ergänzt und zeigt eine weiter zunehmende Institutionalisierung von Beratungssektoren an. Auf Grund der steigenden Angebote besteht allerdings die Gefahr einer Unübersichtlichkeit für die Patienten/innen (BZgA, 2018, S. 729f; Schaeffer & Schmidt-Kaehler, 2012, S. 11). Die Themenbereiche der institutionalisierten Beratungssektoren decken dabei medizinische, finanzielle und versicherungsrechtliche Hilfen ab, die den Ratsuchenden bei der Orientierung im Gesundheits- und Versorgungswesen helfen sollen (BZgA, 2018, S. 730; Schaeffer & Schmidt-Kaehler, 2012, S. 11). Zusammengefasst soll eine Beratung die Fähigkeiten der zu Beratenden fördern sowie in konfusen Problemsituationen mögliche Hilfen aufzeigen und kann nicht mit bloßer Informations- oder Wissensvermittlung übersetzt werden (BZgA, 2018, S. 730). Beratungskompetenzen in Bezug auf die Notfallsanitäter/innen Ausbildung sind u.a. in den Inhalten der Ausbildungs- und Prüfungsverordnung verortet. Hier sollen die Fähigkeiten zur Durchführung einer Beratung von Hilfesuchenden oder Hilfebedürftigen sowie die Kommunikation und Interaktion mit Menschen jeden Alters abschließend überprüft werden (NotSan-AprV, 2013, S. §16, Abs. 2).

2.2 Patientenedukation

Zur Thematik der Edukation oder Patientenedukation liegt bereits ein breites Spektrum an Literatur vor, das die Aufgaben von Beratung und Edukation darstellt. Die Bundeszentrale für gesundheitliche Aufklärung fasst die Patientenberatung und Patientenedukation in dem vom 2018 herausgegebenen Glossar „Leitbegriffe der Gesundheitsförderung und Prävention" zusammen und beschreibt diese als einen Teil des Gesundheitswesens mit dem Schwerpunkt der Chronizität (BZgA, 2018, S. 730). Im deutschen Sprachgebrauch wird Patientenedukation auch als Patientenschulung, im Englischen eher als umfassende Bildung verstanden (BZgA, 2018, S. 730; Zegelin et al., 2018, S. 370). Vor dem Paradigmenwechsel war die Patientenedukation angehalten als Anleitungs- oder Unterweisungsprozess, eine Wissenserweiterung bei den Patienten/innen zu erzielen, um damit die Befolgung der Therapieschemata sowie der Krankheitseinsicht bzw. Compliance zu fördern (ebd, S. 730f). Auf Grund eines stellenweisen paternalistischen Verständnisses der Patientenrolle sollte Edukation mittels reiner Wissensvermittlung eine Verhaltensänderung bei den Betroffenen provozieren.

Die reine Wissensvermittlung wurde in den letzten Jahren um den Schwerpunkt der Kompetenzförderung erweitert und besitzt auch heute eine tragende Rolle in den Edukationsprogrammen (ebd, S. 730f). Im Mittelpunkt der Patientenedukation steht die Befähigung der Patienten/innen und Mitwirkenden, ein Leben mit Chronizität mittels aufklärendem Wissen und der Stärkung der persönlichen Problemlösekompetenz zu fördern (ebd, S730f). Dabei greifen die Konzepte der verschiedenen Edukationsprogramme auf eine Vielzahl von Herangehensweisen zurück. (ebd, S. 730f). Auf die strukturierten Schulungsprogramme, die Selbstmanagementunterstützung, die Health Literacy und das Coaching/Case Management, wird im nächsten Schritt kurz eingegangen. Innerhalb des Spektrums der strukturierten Schulungsprogramme liegen die Strategien auf der:

„» Vermittlung aufklärenden Wissens zur Förderung eines differenzierten Krankheits- und Therapieverständnisses, » Aufbau einer angemessenen Einstellung zur Krankheitsbewältigung sowie zur Übernahme von Eigenverantwortung, » Sensibilisierung der Körperwahrnehmung, um Warnsignale und sich anbahnende Krankheitskrisen erkennen zu können, » gezielte Vermittlung von Fähigkeiten zur Selbstbeobachtung und zur Selbststeuerung, » Befähigung zur Durchführung von Maßnahmen zur Vermeidung akuter Krankheitskrisen und Krankheitsfolgen sowie Stärkung sozialer Kompetenzen zur Ressourcenerschließung und zur Mobilisierung sozialer Unterstützung.“ (ebd, S. 731) Teile der strukturierten Schulungsprogramme finden sich auch im Kompetenzkatalog der Notfallsanitäter/innen Ausbildung, wie z.B. im Lernfeld 6 des Baden-Württemberg 2018 verfassten Curriculums wieder (Ohder et al., 2018, S. 78f). Selbstmanagementunterstützung als eine weitere wichtige Strategie der Patientenedukation ist mit dem Begriff der Selbstversorgungsunterstützung oder self care support verbunden und wird im Sprachgebrauch teilweise nicht differenziert (BZgA, 2018, S. 731f). Ziel der Selbstversorgungsunterstützung ist eine belehrungsfreie aber unterstützende Problemanalyse aus Sicht der Patienten/innen und Mitwirkenden. Hier sollen die von den Patienten/innen als Problem identifizierten Symptome, Situationen und Bereiche behandelt werden, indem die Problemlösekompetenzen gestärkt werden und ein Krankheitsverständnis angestoßen wird (ebd, S. 731f). Die vor allem in den USA angestammten Selbstversorgungsunterstützungskonzepte richten sich primär an Gruppen und sind als Langzeitintervention (ebd, S. 731f) für den kurzzeitigen Wirkungsgrad der Notfallsanitäter/innen wenig relevant. Die dritte von der WHO 1998 unter dem Begriff Health Literacy entwickelte Strategie beschäftigt sich mit der „Herausforderung im

Umgang mit Informationen" (BZgA, 2018, S. 732) und richtet sich ursprünglich an ärmere Länder, um die Entwicklung von Infrastruktur, Literalität und Hygienekompetenzen zu verbessern (Zegelin et al., 2018, S. 374). „Sind Individuen nicht in der Lage, Gesundheitsinformationen zu erschließen und zu verstehen, können sie auch keine tragfähigen Gesundheitsentscheidungen treffen, die eigene Gesundheitserhaltung nicht angemessen managen oder ihre Belange so im Gesundheitswesen kommunizieren, dass es bestmöglich genutzt werden kann." (BZgA, 2018, S. 732) Auch hier sind die wesentlichen Strategien die Unterstützung bzw. Befähigung der Individuen, sich im Informationsdschungel zu orientieren, die Qualität von Informationen zu bewerten, relevantes Wissen beurteilen zu können und die Informationskompetenz im gesamten zu verbessern (ebd, S 732f). Als eine weitere Langzeitintervention richtet sich das Konzept des Coachings oder Case Managements an Patienten/innen mit komplexen Krankheitssituationen und soll bei der eigenständigen Bewältigung unterstützen (ebd, S. 732f). Coaching oder Case Management zählen zu den anwaltschaftlichen Unterstützungen und besitzen in der deutschen Gesundheitsförderung eine geringe Signifikanz (ebd, S. 732ff). „Anwaltschaft meint das aktive Eintreten für Gesundheit im Sinne der Beeinflussung politischer, ökonomischer, sozialer, kultureller, biologischer Faktoren sowie von Umwelt- und Verhaltensfaktoren." (ebd, S. 230) Das Konzept des Coachings oder Case Managements will durch Empowerment bei vulnerablen Patientengruppen mit Hilfe gezielter Edukation die Selbststeuerungsfähigkeiten reaktivieren und die Bewältigungskompetenzen erweitern (ebd, S. 732f). Die Konzepte der Selbstmanagementunterstützung sowie des Coachings oder Case Managements finden sich inhaltlich auch in der Notfallsanitäter/innen Ausbildung wieder. Im Lernfeld 10 des Baden-Württemberger Curriculums werden unter dem Punkt „Gesundheit bei sich und bei anderen fördern" die Grundlagen zur Salutogenese, Partizipation und Empowerment vermittelt (Ohder et al., 2018, S. 109). Die Patientenedukation ist bereits in vielen Sektoren des Gesundheits- und Versorgungswesens verankert und nicht mehr wegzudenken. Dennoch sollte der Ausbau der Konzepte und die weitere Implementierung des Coachings oder Case Managements vorangetrieben werden. Die Inhalte der Patientenedukation decken schon heute ein breites Spektrum an Themenbereichen ab und verzeichnen weiteren Zuwachs (ebd, S. 732f). Durch die Vielfältigkeit der Themen- und Aufgabenbereiche der Patientenedukation sollte diese auch ein Bestandteil der Notfallsanitäter/innen Ausbildung sein. Unter dem Punkt 4 soll diese Frage mit Hilfe der gesetzlichen und curricularen Vorgaben näher untersucht werden.

3. Einsatzbeispiel mit geforderten Beratungskompetenzen

In dem beschriebenen Einsatzbeispiel handelt es sich um einen Patienten, der auf Grund einer bestehenden chronisch obstruktiven Lungenerkrankung (COPD) auf einen Notfallrespirator oder Bronchodilatator angewiesen ist. „COPD-Patienten/innen mit akuter Exazerbation erhalten als Bronchodilatator vorzugsweise kurwirksame Beta-2-Sympathomimetika, ggf. in Kombination mit kurzwirksamen Anticholinergika" (Dreher & Müller, 2020), wie z.b. Salbutamol. Die anfallsartigen Verschlechterungen dieser Erkrankung werden als Exazerbation bezeichnet. Ähnlich wie bei Asthma-Patienten/innen, kommt es auch hier zu einer leichten bis schweren Luftnot, die meist akut auftritt. Die Atembeschwerden sind zum Anfang wenig bedrohlich, führen aber ohne die richtigen Handlungen und Entscheidungen schnell zu einem tatsächlich lebensbedrohlichen Verlauf. Entwickelt sich im Rahmen einer akuten Exazerbation eine respiratorische Insuffizienz, ist dies für die Patienten/innen lebensbedrohlich (Dreher & Müller, 2020). Der Patient aus dem beschriebenen Beispiel alarmierte den Rettungsdienst wegen der Verschlechterung der Atembeschwerden trotz Einnahme des Notfallmedikaments mittels Notfallrespirator. Nach dem Eintreffen am Einsatzort und einer kurzen Untersuchung des Patienten stellte sich heraus, dass keine Wirkung nachweisbar war, die auf die Einnahme des Notfallmedikaments hingedeutet hätte. Vor Ort präsentierte der Patient die Einnahme des Medikaments in Form einer durchgeführten Anwendung. Es war zu beobachten, dass sich der Patient das Medikament in den Mundraum sprühte und es anschließend runterschluckte. Die Beobachtungen wurden in einer folgenden verbalen Durchführungsbeschreibung des Patienten bestätigt. Für eine suffiziente und gezielte Wirkung an den verantwortlichen anatomischen Strukturen soll die Einnahme des Medikaments laut Gebrauchsinformation inhalativ erfolgen. (Ratiopharm, 2017) Die fehlerhafte Benutzung des Notfallrespirators führt zu einer geringeren oder komplett ausbleibenden Wirkung und somit zu keiner Besserung des Zustandes. „Typische arzneimittelbezogene Probleme bei Asthma-Patienten/innen sind fehlerhafte Inhalationstechnik, Non-Adhärenz, falsche Dosierungsintervalle und Lagerungsfehler". (Renner, 2017) Gemäß der aus dem Internet beschafften Packungsbeilage erfolgte bei dem Patienten nach einer kurzen Anleitung und einer geführten Applikation des Medikaments, dann auch schnell eine Besserung der Atemnot. Im Anschluss an die gemeinsame erfolgreiche Behandlung der Symptome wollte der Patient auf einen Transport ins Krankenhaus verzichten und konnte auch aus notfallmedizinischer Sicht am Ort verbleiben. Um den Ursprung der Non-Adhärenz oder fehlerhaften Nutzung zu identifizieren, ist es wichtig zu erwähnen, dass der Patient einen Tag zuvor aus dem Krankenhaus entlassen wurde und mit einem von dort stammenden Notfallrespirator ausgestattet war. Gemeinsam mit dem Patienten wurde dieser Notfallrespirator aber nie eingesetzt. Das resultiert daraus, dass im Krankenhaus selbst die Gabe des Medikaments häufig vereinfacht wird. „Zu Beginn der Behandlung wird häufig ein Vernebler benutzt, da die Applikation insbesondere für Patienten/innen mit einer respiratorischen Insuffizienz einfacher zu handhaben ist." (Rohde & Witzenrath, 2020) Um den Patienten/innen ein ortsunabhängiges Leben zu ermöglichen und parallel auftretende Symptome frühestmöglich behandeln zu können, wird den Patienten/innen häufig ein Bronchodilatator in Form eines Dosieraerosol verschrieben. Damit die Zeit bis zu einem eigenen Notfallrespirator aus der Apotheke überbrückt werden kann, wird den Patienten/innen oftmals ein Notfallrespirator aus der Klinik mitgegeben und die Nutzungsinformationen und Anwendungserklärungen in Form eines Entlassungsgesprächs besprochen. Das Entlassungsgespräch in Folge eines Krankenhausaufenthaltes zeigt in dem vorliegenden Einsatzbeispiel einen gemeinsamen Schnittpunkt der COPD Patienten/innen und den Beginn einer Patientenberatung oder Patientenedukation im Umgang mit Notfallrespiratoren auf. Bevor die Patienten/innen nach einer Exazerbation wieder in die Häuslichkeit entlassen werden, erfolgt ein ärztliches Entlassungsgespräch mit den Patienten/innen, Angehörigen und Mitwirkenden (Ratgeber Krankenhaus, 2018, S. 82ff). Inhalte dieser Entlassungsgespräche sind die verständliche Beantwortung aller medizinischen Fragen seitens der Patienten/innen, die Besprechung aller wichtigen Untersuchungen und der Ergebnisse sowie die Aufklärung über weitere Medikamenteneinnahmen (*Ratgeber Krankenhaus*, 2018, S. 83). Des Weiteren werden Ernährungsmöglichkeiten, Belastbarkeiten, eigene Untersuchungs- und Kontrollmöglichkeiten, pflegerische Fragen und Notfallkontakte besprochen. Abschließend werden alle Informationen in Form eines Arztbriefes an die zuständigen Haus- oder Fachärzte weitergegeben, damit eine suffiziente Weiterbehandlung erfolgen kann (ebd, 2018 S. 82). Somit ist festzuhalten, dass Patienten/innen, die aus einer stationären oder ambulanten Krankenhausbehandlung in die Häuslichkeit übergehen, mindestens ein Beratungsgespräch mit einem Arzt oder einer Ärztin durchlaufen. Die genauen Inhalte, die zeitlichen Rahmen oder die Beratungsqualität dieser Entlassungsgespräche kann auf Grund dieser Erkenntnisse allerdings nicht abgeleitet werden. Ein Inhaltspunkt der Entlassungsgespräche sollte die Patienten/innen aber darauf

vorbereiten. „Welche Medikamente müssen Sie wann und in welcher Dosis einnehmen?"
(*Ratgeber Krankenhaus*, 2018, S. 85) Patientenschulungen und ein Training sind
notwendig, um einen effektiven Einsatz des Bronchodilatators zu gewährleisten." (Rohde
& Witzenrath, 2020, S. 286f) „Dieser Therapieansatz führt zu einer deutlichen
Kostenersparnis und ermöglicht einen schnelleren Übergang zur ambulanten
Weiterversorgung." (ebd, S. 286) In Folge einer suffizienten Beratung und durch die
Ersparnis von RTW und Transport können weitere Kosten gespart werden. Um einen
akuten Verlauf einer chronischen Erkrankung zu bewältigen, beschreibt Doll 2016 die
Einbeziehung von Angehörigen und Mitwirkenden in die Beratung als essentiell (Axel,
2016, S. 167f). Die Patienten/innen- und Angehörigenberatung sollte demnach auch
durch den Rettungsdienst aufgegriffen und unterstützt werden, um damit die
Problemlösekompetenzen der Patienten/innen und Angehörigen zu stärken. Da der
Patient zum Zeitpunkt des Einsatzbeispiels völlig auf sich allein gestellt war, konnte keine
Beratung oder Aufklärung von Angehörigen unternommen werden, um bei zukünftigen
Problemsituationen unterstützen zu können. Dass ein großer Teil der Patienten/innen, die
auf Inhalatoren angewiesen sind, die Inhalationssysteme nicht korrekt anwenden „und
deshalb die Wirkung der Arzneimittel vermindert ist (6)" (Renner, 2017) zeigt Cochrane,
in seiner Studie von 2000 „Inhaled corticosteroids for asthma therapy: patient
compliance, devices, and inhalation technique" (Cochrane et al., 2000). „Die Edukation
ist im gesamten Verlauf der verschiedenen chronischen Erkrankungen und in allen
Versorgungssettings (ambulante Versorgung, Klinik, Pflegeheim, Rehabilitation) von
Bedeutung (Hellige, Hüper 2015)". (Axel, 2016, S. 167) Die Aus- und Weiterbildung in
Bezug auf Patienten/innen- und Angehörigenedukation durch den Rettungsdienst umfasst
dabei aber nicht nur die Beratung von Patienten/innen oder Angehörigen und wie sie sich
bei einer COPD verhalten sollten (Armgart, 2016, S. 175). Auch die Beratung chronisch
Kranker während eines Transports, die Stärkung des Kohärenzerlebens und des
Selbstwirksamkeitsgefühls, die Beantwortung fachlich konkreter Fragen oder die
Aufklärung, Information und Einbeziehung der Beteiligten in die Entscheidungs- oder
Arbeitsprozesse, sind Teil der täglichen Aufgabenbereiche der Notfallsanitäter/innen
(Armgart, 2016, S. 175). Diese Beratungsgespräche werden eher selten im Rettungsdienst
geführt, aktuell meist von psychosozialen Akuthelfern, Gesundheits- und
Krankenpflegepersonal oder Ärzten. Patientenberatung oder Patientenedukation
gewinnen durch die Professionalisierung der Notfallsanitäter/innen Ausbildung immer
mehr an Bedeutung (Armgart, 2016, S. 175).

4. Inhaltliche Untersuchung der Notfallsanitäter/innen Ausbildung im Rahmen von Patientenberatung und Patientenedukation

4.1. Notfallsanitätergesetz

Die Notfallsanitäter/innen Ausbildung wurde 2014 in Deutschland eingeführt und ist eine duale Berufsausbildung. Sie beinhaltet 1920 Stunden theoretische Ausbildung am Lernort Schule, 1960 Stunden praktische Ausbildung an einer genehmigten Lehrrettungswache. Dazu kommt ein 720-stündiger Einsatz auf verschiedenen Stationen im Krankenhaus und ein 80-stündiges Praktikum in einer Rettungsdienstleitstelle. Das Notfallsanitätergesetz, ausgefertigt am 22.05.2013, sollte das Rettungsassistentengesetz von 1989 erweitern und bis 2021 gänzlich ersetzen. Bestandteil der Notfallsanitäter/innen Ausbildung ist nicht nur die dreijährige Vollzeitausbildung, sondern auch die Weiterqualifizierung von Rettungsassistenten/innen zu Notfallsanitäter/innen in Form von Ergänzungslehrgängen. Da die Ergänzungslehrgänge nur einen Teil des Gesamtinhaltes der Notfallsanitäter/innen Ausbildung beinhalten, wird in dieser Arbeit ausschließlich die dreijährige Vollzeitausbildung betrachtet. Das NotSanG regelt unter dem §4 nur grob die Ausbildungsinhalte der dreijährigen Notfallsanitäter/innen Ausbildung und verweist für weitere inhaltliche oder zeitliche Angaben unter §6 auf die Ausbildungs- und Prüfungsverordnung. Die Ausbildungsinhalte des NotSanG beziehen sich auf den Erwerb medizinischer, fachlicher, personeller, sozialer und methodischer Kompetenzen zur eigenverantwortlichen Durchführung teamorientierter und patientengerechter Notfallversorgung (NotSanG, §4, Abs.2). Darüber hinaus sollen die Auszubildenden befähigt werden, Patienten/innen und Betroffene in ihr Handeln mit einzubeziehen, um die Selbstständigkeit und Selbstbestimmung der Erkrankten zu verbessern.

4.2. Ausbildungs- und Prüfungsverordnung

Die Inhalte der Ausbildungs- und Prüfungsverordnung fordern in Bezug auf Patientenberatung und Patientenedukation den Erwerb von Kommunikationskompetenzen und Empathiefähigkeiten sowie die gezielte Beratung von Hilfesuchenden oder Hilfsbedürftigen. Der zeitliche Rahmen für den Erwerb der geforderten Beratungs- oder Kommunikationskompetenzen ist in der Anlage 1 der Ausbildungs- und Prüfungsverordnung geregelt und umfasst 120 Stunden (NotSan-APrV, 2013). Hier sollen die Auszubildenden befähigt werden, mit Patienten/innen und Angehörigen jeden Alters situationsgerecht und vorurteilsfrei zu kommunizieren und zu interagieren. Zusammengefasst werden diese Inhalte unter Punkt 3, Anlage 1 der Ausbildungs- und Prüfungsverordnung. „Kommunikation und Interaktion mit sowie Beratung von hilfesuchenden und hilfebedürftigen Menschen unter Berücksichtigung des jeweiligen Alters sowie soziologischer und psychologischer Aspekte" (NotSan-APrV, 2013, Anlage 1, Punkt 3). Auch hier finden sich nur wenig konkrete Inhalte, die eine Kompetenzentwicklung im Rahmen der Patientenberatung oder Patientenedukation beschreiben. Betrachten wir im nächsten Schritt die Inhalte des Baden-Württemberger Modells eines Notfallsanitäter Curriculum.

4.3. Notfallsanitäter Curriculum

Zu Beginn soll kurz auf die Besonderheiten der Notfallsanitäter/innen Ausbildung gegenüber anderen Berufsausbildungen des Gesundheitswesen eingegangen werden. Im Gegensatz zu anderen Gesundheitsberufen unterliegt die Notfallsanitäter/innen Ausbildung nicht dem Berufsbildungsgesetz und wird gemäß des NotSanG und der NotSan-APrV in jedem Bundesland durch unterschiedliche Behörden geregelt (Ohder et al., 2018, S. 13). Die Verantwortlichkeit der Notfallsanitäter/innen Ausbildung in Berlin liegt z.B. beim Landesamt für Gesundheit und Soziales (LaGeSo), in Brandenburg beim Landesamt für Arbeitsschutz, Verbraucherschutz und Gesundheit (LAVG) und in Baden-Württemberg beim Sozialministerium. Daraus resultieren verschiedene Lehrpläne und Rahmen mit unterschiedlichsten Lehr-, Lern- und Bewertungsmethoden. Auf Grund der nur wenig vorhandenen Literatur zum Thema Notfallsanitäter Curriculum, stützen sich die inhaltlichen Untersuchungen dieser Arbeit ausschließlich auf das Baden-Württemberger Modell von 2018. Das Konzept des Baden-Württemberg Modells folgt einem spiralcurricularen Aufbau und orientiert sich an Lernfeldern. Das Ziel der Ausbildung ist ausdrücklich outputorientiert und soll die Handlungs- und Methodenkompetenz der Auszubildenden stärken (Ohder et al., 2018, S. 78-87). Die 10 Lernfelder des Baden-Württemberg Modells behandeln unterschiedliche Schwerpunkte und geben die zeitlichen und inhaltlichen Rahmenbedingungen vor. Die Entwicklung von Beratungskompetenzen wird im Lernfeld 6 beschrieben und beinhaltet einen zeitlichen Ansatz von 245 Unterrichtseinheiten oder ca. 184 Zeitstunden (ebd, S. 78f). Im Kern des Lernfeldes sollen die Auszubildenden „Patientinnen und Patienten, Angehörige, Kolleginnen und Kollegen sowie Dritte unterstützen und beraten" (ebd, S. 78). Zu Beginn werden einige Kommunikationsgrundlagen anhand gängiger Modelle geschult sowie die

Kompetenzen im Rahmen von Patienten/innen- oder Angehörigenberatung in Bezug auf Prävention, Gesundheits- und Krankheitsverhalten ausgebildet (ebd, S. 78-87). Neben den Kommunikationsmodellen, wie z.b. die fünf Grundlagen der Kommunikation nach Watzlawick, die vier Ebenen der Kommunikation nach Schulz von Thun oder das Kommunikationsmodell der Transaktionsanalyse nach Berne sollen auch Grundlagen der Gesprächsführung nach Rogers die Auszubildenden befähigen, ihr eigenes Verhalten bzw. Auftreten zu analysieren und ihr Handeln daran auszurichten (ebd, S. 78-87). Zu den weiteren Inhalten gehören auch die Stärkung des eigenen Empathievermögens sowie die Verbesserung der Beratungs- und Kommunikationskompetenzen mit allen am Einsatz Beteiligten, Betroffenen oder Mitwirkenden. Die Ausbildung der Beratungsfähigkeiten beinhaltet auch die Kommunikation mit beeinträchtigten Menschen, wie z.b. Blinden oder Gehörlosen sowie die Kommunikation und Interaktion mit Menschen mit Migrationshintergrund (ebd, S. 78-87). Die weiteren Inhalte des Lernfeldes decken ein breites Spektrum an Methoden ab und beschäftigen sich u.a. mit den Grundlagen der Betreuung und Vorsorge, darunter auch Patientenverfügung und Vorsorgevollmacht. Konfliktmanagement im Team, kollegiale Beratung aber auch der Umgang mit psychischen Erkrankungen nebst traumatisierten Opfern von Misshandlung und Vergewaltigung sind Teil der im Lernfeld 6 vermittelten Lerninhalte (ebd, S. 78-87). Die Vermittlung der Lerninhalte erfolgt mittels des Erfahrungsorientierten Lernens (EOL), Rollenspiel/Fallbeispiele, Vorlesungen und Videodokumentationen. Die Leistungs- und Kompetenzüberprüfungen werden in Form von Gruppenarbeiten, Impulsreferaten, Lernzielkontrollen sowie innerhalb der praktischen und mündlichen Prüfungen durchgeführt (ebd, S. 78-87). Weitere pädagogisch-didaktische Konzepte werden in der praktischen Ausbildung an den Lehrrettungswachen angewendet und sind hier nicht näher beschrieben. Im praktischen Einsatz erhalten die Auszubildenden von der Schule Praxisaufträge, die die praktische Ausbildung an den Lehrrettungswachen mit theoretischen Inhalten ergänzen sollen. Ein Teil dieser Praxisaufträge zielt dabei auf die Verbesserung der Kommunikationskompetenzen im Umgang mit Patienten/innen, Angehörigen und Kollegen ab. Das weite Themenfeld dieses Lernfeldes zeigt, dass die Kompetenzentwicklung von Beratungskompetenzen ein wichtiger Bestandteil der Ausbildung ist. Die Patientenedukation wird nur inhaltlich angesprochen, obwohl sie eine große Bedeutung für die ambulante Arbeit der Rettungsdienste aufweist. Bezüglich der Patientenberatung sind die Anforderungen an die Notfallsanitäter/innen klar formuliert. Die Auszubildenden sollen die theoretischen Grundlagen sowie den Ablauf einer

Patientenberatung kennen und sich Wissen in Bezug auf den Einsatz von Kommunikationsmedien aneignen.

5. Zusammenfassung

Zusammengefasst kann gesagt werden, dass die Patientenberatung und Patientenedukation eine wichtige Rolle in der Notfallsanitäter/innen Ausbildung spielen. Dies zeigt sich besonders anhand der breit aufgestellten Themenlandschaft der zu vermittelnden Kompetenzen unter dem Lernfeld 6 des Baden-Württemberger Modells sowie in den Kenntnisprüfungen der Ausbildungs- und Prüfungsverordnung. Die Auszubildenden sollen befähigt werden, Patienten/innen, Angehörige und Dritte unabhängig von Alter, Glaube oder Herkunft zu beraten, Anlaufstellen aufzuzeigen und mit aufklärendem Wissen die Ratsuchenden im Rahmen der Selbstbestimmung und Problemlösekompetenz zu unterstützen (Ohder et al., 2018, S. 78-87). Ein zentraler Bestandteil der Ausbildung ist auch die Beratung in Bezug auf Gesundheits- und Krankheitsverhalten der Patienten/innen oder Angehörigen sowie das breite Themenfeld der Prävention (ebd, S. 78-87). Einige der Strategien und Konzepte von Patientenedukation sind als Langzeitinterventionen angelegt (BZgA, 2018, S. 731f) und können durch die Arbeit des Rettungsdienstes nur angestoßen oder weitergetragen werden. Dazu gehören u.a. die Inhalte der Selbstmanagementunterstützung, Health Literacy oder des Coaching/Case Managements und finden sich nur teilweise im Curriculum des Baden-Württemberger Modells wieder. Erste Schwerpunkte der geforderten Beratungskompetenzen werden in der Ausbildungs- und Prüfungsverordnung beschrieben und im Rahmen der praktischen und mündlichen Prüfungen evaluiert (NotSan-APrV, 2013). Auf Grund der gesetzlichen Rahmen kann also festgehalten werden, dass die Förderung von Beratungskompetenzen eine bundesweite Rolle in der Notfallsanitäter/innen Ausbildung spielt. Durch die unterschiedlichen behördlichen Zuständigkeiten kann in Bezug auf die geforderten Kompetenzentwicklungen im Rahmen der Patientenedukation kein bundeseinheitlicher Vermittlungsstandard definiert werden. Edukation verlangt das Mitwirken aller im Versorgungswesen vertretener Settings und zeigt klar, dass auch der ambulante Sektor eine tragende Rolle in Bezug auf die Patientenedukation trägt (Axel, 2016, S. 167–174).

6.   Fazit

Die Untersuchungen der rechtlichen Rahmen wiesen nur teilweise inhaltliche Schwerpunkte zum Thema der Patientenberatung und Patientenedukation auf. Dies bezieht sich vor allem auf die Patientenedukation. Die Beratung von Patienten/innen, Angehörigen, Mitwirkenden und Kollegen/innen wird hingegen der NotSan-APrV klar als Kompetenzziel beschrieben. Das untersuchte Curriculum lehnt sich an die Inhalte der NotSan-APrV an und ergänzt diese durch eine Vielzahl inhaltlicher Themenbereiche, zu denen auch die Patientenedukation zählt. Im Bereich der generalistischen Pflegeausbildung wird der Patientenedukation in einem eigenen Lernmodul mit 144 Unterrichtseinheiten (Axel, 2016, S. 167) ein höherer Stellenwert beigemessen. Die Beratungssituationen innerhalb der Pflege in Bezug auf Patientenedukation sind im beruflichen Alltag häufiger anzutreffen, als im Rettungsdienst und bieten mehr Zeit und Planungsmöglichkeiten. Eine effiziente Beratung und Edukation bedarf die Mitwirkung aller im Versorgungswesen beteiligten Individuen. Dazu gehört auch der Rettungsdienst mit seinen Akteuren. Das Einsatzbeispiel zeigt uns auszugsweise die Notwendigkeit von Beratungskompetenzen. Im Rahmen der Notfallsanitäter/innen Ausbildung werden Beratungskompetenzen sowie einige Themenbereiche der Patientenedukation ausgebildet. Die hohen Anforderungen der Notfallsanitäter/innen Ausbildung verlangen von den Auszubildenden umfassende Beratungskompetenzen, die aber nur unzureichend innerhalb der theoretischen Ausbildung gefördert werden. Dies liegt u.a. an der Herausforderung, Beratungskompetenzen zu fördern und zu prüfen (ebd, S. 167f).

Abschließend kann gesagt werden, dass die Kompetenzentwicklung in Bezug auf Patientenberatung und Patientenedukation innerhalb der Notfallsanitäter/innen Ausbildung verankert ist.   Eine schlimmstenfalls ausbleibende Beratung der Patienten/innen, wie in unserem Einsatzbeispiel führt unweigerlich zu einer Erhöhung der personellen, sozialen und wirtschaftlichen Belastungen und ist mittels Trainings oder Schulungen zu vermeiden.

Quellenverzeichnis

Literaturquellen:

Armgart, C. (2016). Notfallsanitäter heute (J. Luxem, K. Runggaldier, H. Karutz, F. Flake, A. Lechleuthner, & D. Kühn, Hrsg.; 6., neu konzipierte und komplett überarbeitete Auflage). Elsevier, Urban & Fischer.

Axel, D. (2016). Wie kann Beratungskompetenz geprüft werden? (Hogrefe, Hrsg.).

Bundesminister für Gesundheit (Hrsg.). (2018). Ratgeber Krankenhaus (2. Aufl.).

BZgA. (2018). Leitbegriffe der Gesundheitsförderung und Prävention, Glossar zu Konzepten, Strategien und Methoden, E-Book 2018. https://doi.org/10.17623/BZGA:224-E-BOOK-2018

Cochrane, M. G., Bala, M. V., Downs, K. E., Mauskopf, J., & Ben-Joseph, R. H. (2000). Inhaled Corticosteroids for Asthma Therapy. Chest, 117(2), 542–550. https://doi.org/10.1378/chest.117.2.542

Dreher, M., & Müller, T. (2020). Exazerbation einer chronisch obstruktiven Lungenerkrankung (COPD). In G. Marx, K. Zacharowski, & S. Kluge (Hrsg.), Referenz Intensivmedizin (1. Auflage). Georg Thieme Verlag. https://doi.org/10.1055/b-006-160290

NotSan-APrV. (2013). Ausbildungs- und Prüfungsverordnung für Notfallsanitäterinnen und Notfallsanitäter (NotSan-APrV) (Bundesgesetzblatt, Hrsg.).

Ohder, M., Volz, J., Schmidt, M., Kuhnke, R., Ziegler, M., Würtenberger, J., & Rösch, K. (Hrsg.). (2018). Notfallsanitäter-Curriculum: Baden-Württemberger Modell für eine bundesweite Ausbildung (2. Auflage). Verlag W. Kohlhammer.

Ratiopharm (Hrsg.). (2017). Gebrauchsinformation: Information für den Anwender Salbutamol-ratiopharm® N Dosieraerosol.

Rohde, G., & Witzenrath, M. (2020). 286 Chronisch obstruktive Lungenerkrankung. In N. Suttorp, M. Möckel, B. Siegmund, & M. Dietel (Hrsg.), Harrisons Innere Medizin (20. Auflage). ABW Verlag. https://doi.org/10.1055/b000000107

Schaeffer, D., & Schmidt-Kaehler, S. (Hrsg.). (2012). Lehrbuch Patientenberatung (2.,

vollständig überarbeitete und erweiterte Auflage). Verlag Hans Huber.

Schmiedel, R. (2019). Analyse des Leistungsniveaus im Rettungsdienst für die Jahre 2016 und

2017: Bd. M 290 (B. G. Bundesanstalt für Straßenwesen, Hrsg.). Schünemann KG.

Zegelin, A., Sunder, N., & Segmüller, T. (2018). Patientenedukation in der Pflege –

Themensammlung und Unterrichtsvorschläge. PADUA, 13(5), 369–376.

https://doi.org/10.1024/1861-6186/a000464

Internetquellen:

Renner, K. (2017). Asthma bronchiale: Wieder richtig durchatmen. Pharmazeutische Zeitung

online, 48. https://www.pharmazeutische-zeitung.de/ausgabe-482017/wieder-richtig-

durchatmen/ Zugriff am: 29.10.2020

Verordnung über den Landesrettungsdienstplan (Landesrettungsdienstplanverordnung—

LRDPV), (2019). https://bravors.brandenburg.de/verordnungen/lrdpv#6 Zugriff am:

29.10.2020

BEI GRIN MACHT SICH IHR WISSEN BEZAHLT

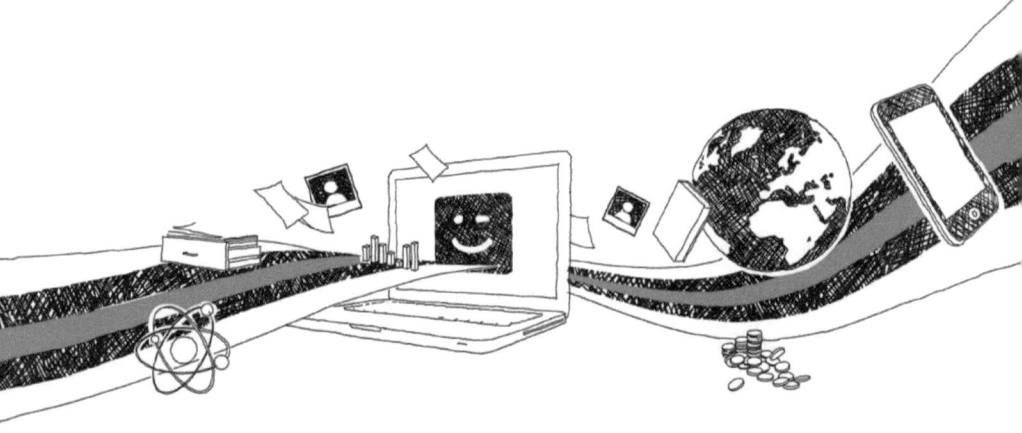

- Wir veröffentlichen Ihre Hausarbeit, Bachelor- und Masterarbeit

- Ihr eigenes eBook und Buch - weltweit in allen wichtigen Shops

- Verdienen Sie an jedem Verkauf

Jetzt bei www.GRIN.com hochladen und kostenlos publizieren

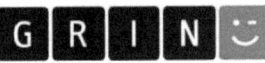